BEI GRIN MACHT SICH IHR
WISSEN BEZAHLT

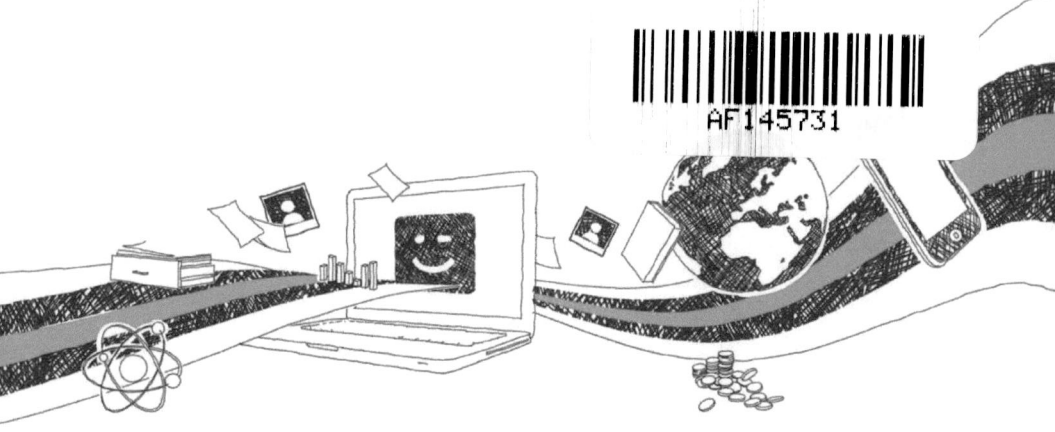

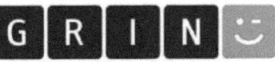

Bibliografische Information der Deutschen Nationalbibliothek:

Die Deutsche Bibliothek verzeichnet diese Publikation in der Deutschen National-
bibliografie; detaillierte bibliografische Daten sind im Internet über http://dnb.d-
nb.de/ abrufbar.

Impressum:

Copyright © 2016 GRIN Verlag, Open Publishing GmbH
Druck und Bindung: Books on Demand GmbH, Norderstedt Germany
ISBN: 9783668237957

Dieses Buch bei GRIN:

http://www.grin.com/de/e-book/324237/psychologie-des-gesundheitsverhaltens

Maria Stahl

Psychologie des Gesundheitsverhaltens

Selbstwirksamkeitserwartung, gesundheitspsychologische Handlungsfelder, Präventions- und Interventionsprogramme, Beratungsgespräch

GRIN Verlag

Deutsche Hochschule für

Prävention und Gesundheitsmanagement

Hermann Neuberger Sportschule 3

66123 Saarbrücken

Einsendeaufgabe

Fachmodul: Psychologie des Gesundheitsverhaltens

Studiengang: Bachelor of Arts Gesundheitsmanagement

Datum
Präsenzphase: 11.04. – 13.04.2016

Name, Vorname: Stahl, Maria

Studienort: **Frankfurt am Main**

Semester: **WS 15**

Inhaltsverzeichnis

1   Aufgabe 1 – Selbstwirksamkeitserwartung

1.1   Definition von Selbstwirksamkeitserwartung bzw. Kompetenzerwartung

Die subjektive Gewissheit, sowie die Bewältigung von neuen und/ oder schwierigen Anforderungssituationen, welche aufgrund eigener Kompetenzen bewältigt werden, wird als Selbstwirksamkeitserwartung beziehungsweise Kompetenzerwartung bezeichnet. (Schwarzer, 2004, S. 12)

Direkte Erfahrungen (Anforderungssituationen werden erfolgreich bewältigt), indirekte Erfahrungen (Erfahrung durch Beobachtung), symbolische Erfahrungen (motivierende Worte, von anderen Personen), sowie Gefühlserregung (physiologische Reaktionen, des eigenen Körpers) sind die vier Möglichkeiten zum Erwerb von Selbstwirksamkeitserwartung. (Bandura, 1997; zitiert nach Schwarzer, 2004, S.19-20)

Wie hoch oder wie niedrig die eigene Selbstwirksamkeitserwartung ist, hängt davon ab, wie stark das Vertrauen in die eigenen Kompetenzen ist.

1.2   Spezifische Selbstwirksamkeit zum Thema gesunde Ernährung

1.2.1   Fragebogen zur gesunden Ernährung

Die folgende Tabelle veranschaulicht den zu bewertenden Fragebogen. Anhand des Fragebogens soll die spezifische Selbstwirksamkeitserwartung zu dem Thema gesunde Ernährung analysiert werden.

Vorhanden sind 18 Fragen mit jeweils fünf Antwortmöglichkeiten von der Skala eins bis fünf. Die Antwortmöglichkeit eins verdeutlicht eine niedrige Selbstwirksamkeitserwartung wohingegen die fünf eine hohe Selbstwirksamkeitserwartung zur gesunden Ernährung beschreibt.

Tab. 1: Fragebogen zur Diagnose der spezifischen Selbstwirksamkeitserwartung zur gesunden Ernährung (modifiziert nach Gölz, C., Schwarzer, R. & Fuchs, R. (1998), zitiert nach Pieter, 2015, S. 145).

Ich bin mir sicher, mich auch gesund ernähren zu können, wenn:	Gar nicht sicher (1)	Eher unsicher (2)	Teils-teils (3)	Eher sicher (4)	Ganz sicher (5)
...ich im Restaurant bin.					
...ich alleine bin.					
...es mir langweilig ist.					
...ich im Urlaub / auf Ausflügen bin.					
...ich mir etwas Besonderes gönnen möchte.					
...ich Ärger habe.					
...ich deprimiert bin.					
...Wochenenden / Feiertage sind.					
...ich Stress habe.					
...ich von Freunden / Bekannten eingeladen bin.					
...ich enttäuscht bin.					
...auf einem größeren Fest (Hochzeit, Geburtstag) bin.					
...nervös bin.					
...ich nicht auffallen will.					
...sich jemand besondere Mühe beim Kochen gemacht hat.					
...ich keine Zeit habe, mich um Einkauf und Zubereitung zu kümmern.					
...ich Heißhunger auf etwas Bestimmtes habe.					
...es etwas Leckeres, aber Ungesundes gibt.					

1.2.2 Auswertung des Fragebogens

Der Fragebogen wurde an 5 weiblichen Personen aus dem privaten und Umfeld im Alter von 19 Jahren erprobt. Die Ergebnisse werden in dem nachfolgenden Diagramm dargestellt:

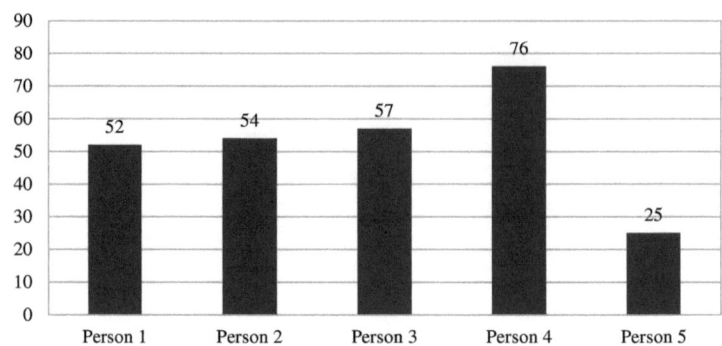

Abb. 1: Fragebogen Auswertung "spezifischen Selbstwirksamkeit zur gesunden Ernährung" (eigene Darstellung).

Zur Auswertung der individuellen Ergebnisse wurden die Werte der 18 Antworten pro Person summiert.

Die Ausprägung der Selbstwirksamkeitserwartung von den Testpersonen 1 bis 3 liegt in einem normalen bis guten Bereich. Diese drei Personen liegen mit ihren Werten zwischen 52 und 57 Punkten. Testperson 4 stellt mit 76 Punkten eine sehr gute Kompetenzerwartung dar. Wohingegen die Testperson 5 mit 25 Punkten die niedrigste Ausprägung der Selbstwirksamkeitserwartung aufweist.

Es fällt auf, dass die Personen aus dem privaten Umfeld eine geringere Selbstwirksamkeitserwartung zu diesem Thema aufweisen, als die Person aus dem beruflichen Umfeld. Das kann zum einen daran liegen, dass die Personen aus dem privaten Umfeld sich weniger mit dem Thema „gesunde Ernährung" beschäftigen, als die Person aus dem beruflichen Umfeld. Die Testperson aus dem beruflichen Umfeld setzt sich täglich mit dem Thema Ernährung und Fitness auseinander und besitzt dadurch höchstwahrscheinlich ein besseres Bewusstsein für ihr gesundheitliches Essverhalten.

Jedoch muss man auch beachten, dass dieses Ergebnis nicht repräsentativ ist, da es nur mit 5 Testpersonen durchgeführt wurde. Damit das Ergebnis repräsentativ für die Gesamtbevölkerung dargestellt werden kann, müsste dieser Fragebogen mit einer größeren Personengruppe, sowie mit unterschiedlichen Zielgruppen durchgeführt werden.

1.3 Wissenschaftliche Studie zum Thema

„Selbstwirksamkeitserwartung"

1.3.1 Studienauswertung

Tab. 2: Auswertung der Studie (Deutsche Hochschule, 2015, S. 1).

Autor(en) der Studie	Ricarda Anne Mewes
Jahr	2009
Titel	Essstörungssymptomatik, Selbstwirksamkeitserwartung und Kontrollüberzeugungen bei stationär behandelten Anorexia und Bulimia nervosa-Patientinnen – eine prospektive Studie
Fragestellung(en)	1. Fragestellung: „Wie sind die Kontrollüberzeugungen und die Selbstwirksamkeitserwartung zu Beginn der stationären Behandlung ausgeprägt?" (Mewes, 2009, S.33) 2. Fragestellung: „Hängt die Ausprägung der Kontrollüberzeugungen und der Selbstwirksamkeitserwartung bei Aufnahme in die stationäre Behandlung mit der Dauer der Essstörung und der Ausprägung der Essstörungssymptomatik zusammen?" (Mewes, 2009, S. 33) 3. Fragestellung: „Wie verändert sich die Selbstwirksamkeitserwartung, die Kontrollüberzeugungen und Essstörungssymptomatik von der Aufnahme bis zur Entlassung aus der stationären Behandlung?" (Mewes, 2009, S.33). 4. Fragestellung: „Gibt es einen Zusammenhang zwischen der Stärke der Veränderung der Kontrollüberzeugungen und der Selbstwirksamkeitserwartung und der Stärke der Veränderung der Essstörungssymptomatik und der Lebensqualität?" (Mewes, 2009, S.34). 5. Fragestellung: „Sagt die Ausprägung der Kontrollüberzeugung und der Selbstwirksamkeitserwartung zu Beginn der Behandlung das Ausmaß und die Richtung der Veränderung der Essstörungssymptomatik und der psychischen Lebensqualität bis zum Behandlungsende voraus?" (Mewes, 2009, S. 34).
Stichprobe	Die Studie erstreckte sich vom 25.07.2006 bis zum 22.07.2008 und wurde mittels eines Fragebogensets durchgeführt. Drei Tage nach der Aufnahme des Patienten, jeden Freitag, sowie vier Tage vor der Entlassung aus der stationären Behandlung wurde dieser Fragebogenset ausgefüllt (Mewes, 2009, S.36). 69 Patientinnen nahmen an der Studie teil. Das durchschnittliche Alter war 27 Jahre. Außerdem waren die Teilnehmerinnen überwiegend ledig (Mewes, 2009, S.55, 75). 50% der Teilnehmerinnen hat ein Abitur/ Fachabitur absolviert (Mewes, 2009, S.55).

Material/Tests	„Für die Erhebung wurde ein standardisiertes Fragebogenset eingesetzt. Zusätzlich wurden im Aufnahmeset demographische und soziale Daten, vorherige ambulante und stationäre Behandlungen, der Beginn der Essstörung, die Menstruation in den letzten 6 Monaten, die subjektive Schwere und die Belastung durch die Essstörung und die Lebenszufriedenheit erfasst" (Mewes, 2009, S. 36). Zum Einsatz kamen folgende Fragebögen: „Short Evulution of Eating Disorders SEED" (Bauer, Winn, Schmidt & Kordy, 2005), „Eating Disorder Inventory-2 EDI-2" (Paul & Thiel, 2005), „Fragebogen zur gesundheitsbezogenen Lebensqualität SF-12" (Bullinger & Kirchberger, 1998), „Fragebogen zur Kompetenz- und Kontrollüberzeugungen FKK" (Krampen, 1991), „Skala zur Selbstwirksamkeitserwartung SWE" (Jerusalem und Schwarzer, 1999), „Befindlichkeits-Skala Bf-S" (von Zerssen, 1976).
Untersuchungsdesign	Zum Einsatz kam ein standardisiertes Fragebogenset, welcher drei Tage nach der Aufnahme des Patienten, jeden Freitag, sowie vier Tage vor der Entlassung aus der stationären Behandlung von den Patientinnen anonym ausgefüllt wurde. Bei Fragen bezüglich des Fragebogensets stand die Versuchsleiterin zur Verfügung (Mewes, 2009, S.36).
Ergebnisse	Zu Frage 1: „Die Abbrecherinnen zeigten eine geringere Selbstwirksamkeitserwartung als die Erfolgreichen" (Mewes, 2009, S.62). Zu Frage 2: Die Ausprägung der Kontrollüberzeugungen und der Selbstwirksamkeitserwartung bei Aufnahme des Patienten in die stationäre Behandlung hängt nicht mit der Dauer der Essstörung zusammen. (Mewes, 2009, S.80) Zu Frage 3: Bei der Entlassung der Patientinnen war eine höhere Selbstwirksamkeitserwartung, sowie eine geringere Kontrollüberzeugungen, als zu Beginn der Behandlung zu erkennen (Mewes, 2009, S. 81) Zu Frage 4: Ein Zusammenhang zwischen der Veränderung der Selbstwirksamkeitserwartung und der Kontrollüberzeug, sowie der Veränderung der Essstörungssymptomatik und der Lebensqualität ist nicht zu erkennen (Mewes, 2009, S. 83) Zu Frage 5: Die Essstörungssymptomatik bei der Entlassung kann nicht durch die psychischen Ressourcen bei der Aufnahme erklärt werden. Außerdem kann eine höhere Lebensqualität bei der Entlassung, durch eine höhere Selbstwirksamkeitserwartung bei der Aufnahme erklärt werden (Mewes, 2009, S. 84).

2 Aufgabe 2 – Literaturrecherche (gesundheitspsychologische Handlungsfelder) zu dem Thema Essverhalten

2.1 Definition von Ernährungsverhalten

„Ernährungsverhalten ist die Gesamtheit geplanter, spontaner oder gewohnheitsmäßiger Handlungsvollzüge von Individuen oder sozialen Gruppen, mit denen Nahrung beschafft, zubereitet, verzehrt und nachbereitet wird. Dabei umfasst das Ernährungsverhalten sowohl Einflussfaktoren als auch Auswirkungen aus den Dimensionen Gesundheit, Umwelt, Gesellschaft und Wirtschaft entlang der gesamten Produktkette von Lebensmitteln" (Leonhäuser et al. 2009 S. 20).

2.2 Theoretische Grundlagen

Das Thema Ernährungsverhalten beinhaltet eine große Spannbreite an Unterthemen. Zum einem kann man sich mit dem Bereich der Nahrungsaufnahme und der Verarbeitung von Lebensmitteln auseinander setzten. Zum anderen kann man aber auch näher auf die Entstehung von dem menschliche Ernährungsverhalten und möglichen Problemen wie zum Beispiel Krankheiten diesbezüglich eingehen. Zu dem zweiten Thema bietet sich ebenfalls an, näher auf mögliche Präventions- und Interventionsprogramme einzugehen.

2.3 Entstehung

Das menschliche Ernährungsverhalten entsteht aus drei Haupteinflussfaktoren und zwar, den biologischen, psychologischen und sozialen. Im Folgenden werden diese Einflussfaktoren genauer beschrieben.

2.3.1 Biologische Einflussfaktoren

Mehrere biologische Faktoren, wie zum Beispiel der Füllungszustand des Magens, die Nahrungsmakrobestandteile, Hormone, Hunger- und Sättigungsregulation sind an dem Ernährungsverhalten beteiligt. Diese genannten Faktoren arbeiten zusammen und sorgen dafür, dass das Ernährungsverhalten biologisch und physiologisch angemessen gesteuert wird (Pietrowsky, 2006, S. 180-181).

2.3.2 Psychologische Einflussfaktoren

Emotionale und kognitive Faktoren haben einen maßgeblichen Einfluss auf das Ernährungsverhalten. Bei den Emotionen sind es hauptsächlich die negativen, welche eine große Rolle spielen, denn diese lösen meistens einen erhöhten Appetit aus. Die kognitiven Funktionen lassen sich unterteilen. Zum einen in die Risikoeinschätzung, womit die Einschätzung von gesunder und ungesunder Ernährung gemeint ist und zum anderen in die Wirksamkeitserwartung, welche die Selbstwirksamkeitserwartung einer Person deutlich macht. Außerdem gehört zu den kognitiven Faktoren die Attributionsprozesse. Diese beschreiben die subjektive Ursachenzuschreibung einer Person (Pietrowsky, 2006, S. 182).

2.3.3 Soziale Einflussfaktoren

Die sozialen Einflussfaktoren unterteilen sich in die sozialen Normen, sozialen Vergleichsprozessen, soziale Unterstützung und in bestimmten soziodemographischen Variablen. Mit den sozialen Normen sind die Normen und Wertevorstellungen der Gesellschaft gemeint, welche sich innerhalb der sozialen Schichten unterscheiden. Soziale Vergleichsprozesse bedeutet, dass sich eine Person mit ähnlichen Personengruppen vergleicht. Soziale Unterstützung meint den hilfreichen Einfluss von der Familie oder von Freunden. Soziodemographische Variablen beschreiben das Alter, Geschlecht und den sozialen Status, diese teilweise zugeschriebenen Faktoren beschreiben wiederum zu welcher sozialen Schicht eine Person angehört und welche Normen und Werte diese Person verfolgt (Pietrowsky, 2006, S. 182-184).

2.4 Überblick über aktuelle Daten und Zahlen

2.4.1 Ernährungsverhalten Frauen und Männer

Laut der Studie „Iss was, Deutschland?" - TK-Studie zum Ernährungsverhalten der Menschen in Deutschland (Techniker Krankenkasse, 2013) ernähren sich Frauen gesünder als Männer. Über 74% der befragten Frauen gaben an, sich gesund zu ernähren. Bei den Männern waren es 52% (TK, 2013, S. 5).

2.4.2 Gesunde Ernährung nach Altersgruppen

Je älter die Menschen sind, desto mehr achten sie auf eine gesunde Ernährung. Nur 10% der 18-25 Jährigen befragten gaben an, dass sie sich gesund ernähren. Diese Prozentzahl stieg auf 31% bei dem also zwischen 56-65 Jähren. Bei den Rentnern ab 66 Jahren waren es 41% die angaben, sich gesund zu ernähren (TK, 2013, S. 5-6).

2.4.3 Essstörung bei Kinder und Jugendlichen

21,9% der Kinder in Deutschland im Alter von 11 - 17 Jahren zeigen Symptome einer Essstörung. Jedes dritte Mädchen zwischen dem 14. und 17. Lebensjahr deutet auf eine Essstörung hin. In dieser Altersgruppe liegen die Jungs nur bei 13,5% (Hölling, H., & Schlack, R., 2007, S. 795-796).

2.5 Präventions- und Interventionsprogramme zur Reduktion von Gesundheitsrisiken

2.5.1 Programme für eine gesunde Ernährung bei Kindern

Je früher eine Erziehung zu gesunden Essverhalten bei Kindern stattfindet, desto geringer ist die Wahrscheinlichkeit, dass ein Kind an einer Essstörung erkranken wird. In dieser Erziehung sollten nicht nur die Eltern miteinbezogen werden, sondern auch andere Bezugspersonen des Kindes, sowie die Erzieher im Kindergarten und die Lehrer in der Schule. Im Umkehrschluss kann also zusammengefasst werden, dass das gesamte soziale Umfeld des Kindes eine wichtige Rolle bei der Erziehung zu einer gesunden Ernährung spielen. Eltern, Lehrer und Erzieher sollten die Kinder bei dem Lebensmitteleinkauf miteinbeziehen und spielerisch dazu animieren gesunde Lebensmittel zu verzehren und im Anschluss dafür belohnen. Des Weiteren sind sollten gemeinsame, sowie regelmäßige Mahlzeiten eingehalten werden (Pietrowsky, 2006, S. 189 – 190).

2.5.2 Programme für gesunde Ernährung bei Erwachsenen

Wie schon in den Programmen für gesunde Ernährung bei Kindern beschrieben, spielt auch bei den Erwachsenen der Miteinbezug der sozialen Umwelt eine große Rolle. Dazu bieten sich auch Selbsthilfegruppen an. Diese sollen dabei helfen, die Ernährungsumstellung zu unterstützen und zu verstärken. Außerdem sollte keine Diät stattfinden, sondern eine Ernährungsumstellung. Hierbei ist es wichtig, dass die Personen ausreichend Informationen über das Thema gesunde Ernährung erhalten, damit eine positive Verhaltensveränderung stattfinden kann (Pietrowsky, 2006, S. 190 – 192).

2.6 Konsequenzen für eine gesundheitsorientierte Beratung

Eine gesundheitsorientierte Beratung beinhaltet nicht nur die primäre Prävention, sondern auch die sekundäre Prävention. Damit ist gemeint, dass eine gesundheitsorientierte Beratung sich nicht nur mit der Umstellung der Ernährung befasst, um Krankheiten vorzubeugen, sondern auch mit der Ernährungsumstellung um Bezug auf bereits vorhandenen gesundheitlichen Problemen. Das allgemeine Ziel aller Beratungen ist, eine individuelle Problemlösung zu finden und somit eine Reduktion der vorhandenen Ernährungsprobleme, sowie der Morbiditätsrate zu erzielen (Philipps, 2004, S. 45). Eine Konsequenz für eine gesundheitsorientierte Beratung in dem Bezug auf eine Ernährungsumstellung, um Krankheiten vorzubeugen, könnte sein, dass zum Beispiel Übergewicht vorgebeugt wird, um im späteren Alter das Risiko vor Diabetes und/ oder Herz-Kreislauf-Probleme zu reduzieren (Hauner, 1996, S. 36 – 37).

3 Aufgabe 3 – Beratungsgespräch Fallbeispiel 1

Frau Müller ist zweifache Mutter und 30 Jahre alt. Die Kinder von ihr sind 4 und 7 Jahre alt. Frau Müller arbeitet 20 Stunden in der Woche als Sekretärin. Sie möchte ihr Gewicht reduzieren, da sie in den letzten Jahren nicht viel Zeit in sportliche Aktivitäten investiert hat, sowie ein schlechtes Essverhalten aufweist.

3.1 Das Transtheoretische Modell in dem Bezug auf das Fallbeispiel

Das Transtheoretische Modell (TTM), welches auch „State of Change" genannt wird, wurde von Prochaska 1997 entwickelt. Dieses Modell beschreibt die Verhaltensveränderung eines Menschen in fünf Stufen. Im Folgenden werden die fünf Stufen kurz beschrieben und anschließend auf das oben genannte Fallbeispiel bezogen. Die erste Stufe des TTM, ist die Stufe der Absichtslosigkeit („precontemplation"). In dieser Stufe ist eine Person nicht bereit dazu, das vorhandene Verhalten innerhalb der nächsten sechs Monate zu verändern. Die Stufe der Absichtsbildung („contemplation"), ist die zweite Stufe und zeichnet sich dadurch aus, dass das vorhandene Problem bei der betroffenen Person bewusst wird und die Bereitschaft einer Verhaltensveränderung hoch ist. Stufe drei Vorbereitung („preperation"), ist dafür bekannt, dass die betroffene Person zu einem Entschluss kommt und Maßnahmen ergreifen möchte. Die vorletzte

Stufe Handlung („action"), ist eine aktive Stufe, in der Handlungsmuster geändert werden. Die fünfte Stufe Aufrechterhaltung („maintenance") wird erreicht, wenn die Verhaltensveränderung der betroffenen Person seit mehr als sechs Monaten positiv beibehalten wurde (Knoll et al., 2013, S. 52 – 57).

Betrachtet man nun die oben genannten fünf Stufen, ist zu erkennen, dass Frau Müller aus dem Fallbeispiel 1 sich aktuell in der zweiten Stufe des Transtheoretischen Modells von Prochaska befindet. Frau Müller hat den Wunsch Ihr Gewicht zu reduzieren. Sie ist sich dem Problem auch bewusst, dass Ihr Übergewicht mit der Vernachlässigung des Sports, sowie dem schlechten Essverhalten zu tun hat. Jedoch weiß sie noch nicht, wie sie Ihr Problem ändern kann.

3.1.1 Gesundheitspsychologische Ziele im Verlauf der Beratung

Im Vordergrund der Beratung von Frau Müller aus dem Fallbeispiel 1 steht das Ziel, ihre Ressourcen zu steigern und vorhandene Risiken zu reduzieren. Zunächst müssen kleine, aber klare Ziele gesetzt werden, die für Frau Müller machbar sind, um ihre Motivation in Bezug auf eine Verhaltensveränderung nicht zu reduzieren. Dieses Ziel könnte Folgendermaßen aussehen: Frau Müller geht ab sofort ein bis zwei Mal in der Woche in ein Gesundheitszentrum, in dem sie an Kursen teilnehmen kann. Außerdem bekommt Frau Müller einen Ernährungsplan, welcher individuell auf ihren Alltag, sowie ihren Geschmack abgestimmt ist.

3.2 Rolle des Beraters

In erster Linie sollte ein Berater sich mit den Problemen und Wünschen des Klienten auseinandersetzten und durch intensive Gespräche herausfinden, woher das Problem kommt. Außerdem entwickelt der Berater mit seinem Klienten gemeinsam eine maßgeschneiderte Zielbestimmung und gibt nicht ein bestimmtes Ziel vor. Der Klient soll sich seinem Problem selbstständig bewusst werden und Lösungen finden, die zu ihm passen. Der Berater ist in dieser Situation lediglich eine Bezugsperson, welche alle nötigen Informationen vermittelt und den Klienten auf den richtigen Weg weist.

3.2.1 Die ersten Schritte gesundheitspsychologischer Beratung – Kommunikation und Haltung

3.2.1.1 Haltung

Die Haltung im Allgemeinen ist am meisten verbreitet unter dem Begriff der Körper Haltung sowie der mentalen Haltung. In Bezug auf die Beratung reflektiert das Wort "Haltung" die Bedeutung von Halt haben und Halt geben (Königswieser & Hillebrand, 2006, S. 1). Der Berater sollte eine personenorientierte Haltung einnehmen. Dabei ist auf die Empathie, Wertschätzung, sowie Kongruenz zu achten.

3.2.1.2 Kommunikation

Kommunikation besteht auf verbaler und nonverbaler Kommunikation.

Die verbale Kommunikation dient dazu, dass der Berater dem Klienten alle notwendigen Informationen vermitteln kann. Dabei ist jedoch da drauf zu achten, dass eine sprachlich angebrachte Wortwahl gewählt wird. Dies bedeutet, dass eine einfach verständliche Sprache verwendet wird und möglichst Fremdwörter vermieden werden. Außerdem sollten die Sätze kurz, aber dennoch informativ gestaltet werden (Hofbauer & Hellwig, 2009, S. 436).

Gestik und Mimik sind die entscheidenden Faktoren der nonverbalen Kommunikation. Die Gestik erfolgt in Abstimmung mit der verbalen Kommunikation und unterstützt somit das gesprochene. Die Mimik hingegen verrät die Stimmung des Menschen, sowie die Glaubwürdigkeit der verbalen Kommunikation (Hofbauer & Hellwig, 2009, S. 437 - 438).

3.3 Das Beratungsgespräch

3.3.1 Werkzeuge, Instrumente und offene Fragen

Im Folgenden werden die Werkzeuge, Instrumente und offenen Fragen, welche in dem Gesprächsverlauf verwenden werden, vorgestellt. Das Waage-Modell der Kosten-Nutzen-Analyse, wird als ein Werkzeug verwenden, um die Vor- und Nachteile einer Verhaltensveränderung herauszufinden. Dieses Werkzeug wird in der Phase der Intention verwendet. Offene Fragen werden hauptsächlich während der Intentions Phase angewandt, um die Motive und Beweggründe des Klienten herauszufinden. Anhand der „SMART"-Formel, wird das Ziel, sowie die Teilziele des Klienten entwickelt. Die „SMART"-Formel beinhaltet eine spezifische, messbare, attraktive, realistische und terminierte Formulierung, welche während der Phase der Intention, sowie in der 2. Phase, der Präaktionalen Volitionsphase angewendet wird.

3.3.2 Gesprächsverlauf

Frau Müller hat einen Termin zu einem Beratungsgespräch vereinbart. Sie hat sich bereits am Empfang vorgestellt und Ihre Kontaktdaten wurden aufgenommen. Ich (Ihr Berater) werde Frau Müller jetzt in mein Büro begleiten.

Maria S.:	„Guten Tag, Sie müssen Frau Müller sein, ist das richtig? Ich bin Maria Stahl, Ihre Ernährungsberaterin. Schön, dass Sie zu uns gefunden haben."
Frau M.:	„Hallo Frau Stahl, ja, die bin ich. Ja, es wurde auch langsam Zeit."
Maria S.:	„Ich würde vorschlagen, dass wir in mein Büro gehen, indem wir uns gemeinsam in Ruhe unterhalten können."
Frau M.:	„Ja, ist in Ordnung."
Maria S.:	(Lächelnd) „Super, dann folgen Sie mit einfach."

Im Büro angekommen:

Maria S.:	„Frau Müller, nehmen Sie doch Platz, machen Sie es sich gemütlich. Darf ich Ihnen etwas zutrinken anbieten? Ein Wasser oder Kaffee?"
Frau M.:	(Nickend) „Danke. Ja, ein Wasser hätte ich gerne."
Maria S.:	„Bitteschön."
Frau M.:	„Vielen Dank."

Ich setzte mich gegenüber von Frau Müller. Die zuvor angegebenen Informationen von Ihr liegen vor mir.

Maria S.:	„So Frau Müller, was genau führt Sie zu uns? In Ihren Erstinformationen konnte ich entnehmen, dass Sie wieder aktiver werden möchten."
Frau M.:	„Ja, das stimmt. Aber vorab, von mir aus können wir auch das Sie weglassen, damit fühle ich mich immer so alt (lacht). Ich heiße Anna."
Maria S.:	„Sehr gerne Anna, ich heiße Maria."
Frau M.:	„Also, nun zu meinem Anliegen. Man sieht es mir ja schon an, dass ich ein paar Kilos zu viel habe. Deshalb möchte ich gerne Abnehmen. Ich weiß jedoch nicht wie."

Maria S.:	„Anna, erzähl mir doch bitte zunächst etwas mehr über Dich. In welchen Bereich arbeitest Du? Wie sieht deine familiäre Ebene aus? Wie gestaltest Du Dein Essverhalten im Alltag?"
Frau M.:	„Ich habe zwei Kinder im Alter von 4 und 7 Jahren. Ich arbeite 20 Stunden in der Woche in der Stadtverwaltung als Sekretärin. Ich esse sehr unregelmäßig und vielleicht auch nicht gerade ausgewogen. Führer habe ich regelmäßig Sport gemacht, aber seitdem meine Kinder auf der Welt sind, habe ich keine Zeit mehr dafür gefunden. Ich gehe arbeiten, kümmere mich um den Haushalt und die Kinder und wenn ich dann abends mal paar Stunden Zeit für mich und meinen Mann habe, fällt es mir schwer diese Zeit in Sport zu investieren. Ich möchte zwar etwas ändern, aber ich weiß einfach nicht wie."
Maria S.:	„Ja, das kann ich verstehen. Woher kommt dieser Gedanke denn, dass Du etwas ändern möchtest?"
Frau M.:	„Naja, ich weiß wie ich früher ausgesehen habe und momentan fühle ich mich einfach nicht mehr wohl in meiner Haut. Außerdem hat mir meine Mutter jetzt schon des Öfteren gesagt, dass ich etwas gegen mein Übergewicht machen muss, alleine schon deswegen, um Krankheiten im alter vorzubeugen."
Maria S.:	„Was könnte denn passieren, wenn Du so weiter machst, wie bisher?"
Frau M.:	„Man hört es ja immer wieder, dass Übergewicht dazu führen kann, dass man an Herz-Kreislauf-Erkrankungen oder Diabetes erkranken kann."
Maria S.:	„Richtig, und könntest Du im späteren Alter mit dem Gedanken leben, das Du etwas an der Situation hättest ändern können, wenn es zu einer Erkrankung kommen sollte?"
Frau M.:	„Diese Frage habe ich mir so noch gar nicht gestellt, aber vermutlich nein."
Maria S.:	„Anna, ich schlage vor, wir erstellen jetzt mal eine Kosten-Nutzen-Waage. Dabei darfst Du alle Vor- und Nachteile aufzählen, die für und auch gegen eine Verhaltensänderung sprechen."

Tab. 3: Kosten-Nutzen-Analyse für eine Verhaltensveränderung (eigene Darstellung).

Vorteile	Nachteile
- bessere Figur	- Einschränkungen im Alltag
- besseres Wohlbefinden	- hoher Zeitaufwand
- geringeres Krankheitsrisiko im alter	- körperliche Umstellung
- körperlich fitter	- weniger Zeit für Familie/ Freunde
- mehr Energie im Alltag	
- bessere Laune	
- mehr Selbstbewusstsein	
- Komplimente von Außenstehenden	

Maria S.: „So, Anna, wenn Du nun Deine Vor- und Nachteile betrachtest, stellst Du ja fest, dass die Vorteile überwiegen. Was würdest Du sagen, zu wie viel Prozent bist Du bereit etwas an deinem Verhalten langfristig zu ändern?"

Frau M.: „Ich schätze mal so zu 80 Prozent."

Maria S.: „Ja, das ist schon nicht schlecht, aber was stehen den restlichen 20 Prozent noch im Weg?"

Frau M.: „Meine familiäre Unterstützung. Ich weiß nicht genau, wie ich mich organisieren soll, mein unregelmäßiges Essverhalten ist auch ein großer Punkt."

Maria S.: „Das kann ich verstehen. Aber ich finde es sehr schön, wie Du Deine Probleme selber erkennst. Was stellst Du Dir denn vor, wie viel Kilogramm Du abnehmen möchtest?"

Frau M.: „Also, insgesamt möchte ich schon so 15-20 Kilogramm runter bekommen."

Maria S.: „Ja, als Anfangsziel würde ich sagen, dass das schon etwas viel ist. Wir setzten uns lieber Teilziele, um die Erfolge besser wahrnehmen zu können. Der nächste Schritt wäre nun, dass Du Dir eine Zielformulierung, die auf Dich passt selber formulierst."

Frau Müller überlegt sich gemeinsam mit mir eine passende Formulierung anhand der SMART-Formel. Diese Formulierung soll eine spezifische, messbare, attraktive, realistische und terminierte Aussage beinhalten.

Frau M.:	„Ich, Anna Müller, gehe ab sofort 2 Mal wöchentlich für circa 2 Stunden in das Fitness-Studio und besuche dort Kurse, die mir Spaß machen. Mit meiner Familie gehe ich jetzt jeden Sonntag gemeinsam spazieren. Außerdem nehme ich ab jetzt jeden Dienstag von 18:30 – 19:30 Uhr an der Ernährungsberatung teil. Ich ändere mein Ernährungsverhalten und nehme regelmäßig gesunde Mahlzeiten zu mir, um mein Gewicht jeden Monat um 3 Kilogramm zu reduzieren."
Maria S.:	„Sehr schön Anna! Diese Formulierung klingt sehr realistisch. Als letzten Punkt für heute würde ich mir gerne mit Dir noch Verstärker überlegen, die Dich motivieren, die eben formulierten Vorsätze umzusetzen. Was hilft Dir dabei, Deine Vorsätze einzuhalten? Womit möchtest Du Dich belohnen?"
Frau M.:	„Ich denke, es wäre hilfreich für mich, wenn mich jemand nicht nur bei der Ernährungsumstellung unterstützt, sondern auch im Training. Wenn ich in einer Woche gar nicht da gewesen bin, wäre es denke ich eine gute Unterstützung, wenn mich einer der Trainer anruft und an mein Trainingsziel erinnert. Als Belohnung fällt mir so spontan nichts ein."
Maria S.:	„Was interessiert Dich denn? Besuchst Du gerne ein Theater, oder machst du gerne einen Wellnesstag?"
Frau M.:	„Ja, ein Wellnesstag klingt ganz gut."
Maria S.:	„Was hältst Du denn davon, wenn Du dich nach jedem erfolgreichen Monat mit einem Wellnesstag belohnst?"
Frau M.:	„Ja, das ist eine gute Idee."
Maria S.:	„Ja, zum Beispiel. Anna, für heute sind wir dann erst einmal fertig. Wir haben heute schon sehr viel geschafft. Wir sehen uns dann nächste Woche Dienstag zur selben Zeit wieder."

4   Literaturverzeichnis

Hauner, H. (1996). von Übergewicht und Gewichtszunahme. Deutsches Ärzteblatt, 93(51-52), 35. Zugriff am 19.04.2016 Verfügbar unter https://www.aerzteblatt.de/pdf/93/51/a3405_9.pdf

Hofbauer, G. & Hellwig, C. (2009). Professionelles Vertriebsmanagement. Der prozessorientierte Ansatz aus Anbieter- und Beschaffersicht (2. Auflage). Erlangen: Publicis Publishing

Hölling, H., & Schlack, R. (2007). Essstörungen im Kindes-und Jugendalter. Bundesgesundheitsblatt-Gesundheitsforschung-Gesundheitsschutz, 50(5-6), 794-799 Zugriff am 17.04.2016 Verfügbar unter http://www.bzga-essstoerungen.de/fileadmin/user_upload/medien/PDFs/Hoelling_Essstoerungen.pdf

Knoll, N., Scholz, U., & Rieckmann, N. (2013). Einführung in die Gesundheitspsychologie (Auflage: 3., unveränd. Aufl.). Stuttgart: UTB.

Königswieser, R., & Hillebrand, M. (2006). Haltung in der systemischen Beratung. *Systemische Organisationsentwicklung und Beratung bei Veränderungsprozessen*, 74-82. Zugriff am 22.04.2016 Verfügbar unter http://www.wiso.uni-hamburg.de/fileadmin/wiso_master_hrm/Haltung_in_der_systemischen_Beratung_Tomaschek_2006.pdf

Leonhäuser I-U, Meier-Gräwe U, Möser A, Zander U, Köhler J: Essalltag in Familien. Ernährungsversorgung zwischen privatem und öffentlichem Raum. VS Verlag für Sozialwissenschaften, Wiesbaden, 2009 Zugriff am 17.04.2016 Verfügbar unter https://www.mri.bund.de/de/institute/ernaehrungsverhalten/

Mewes, R. (2009). Essstörungssymptomatik, Selbstwirksamkeitserwartung und Kontrollüberzeugungen bei stationär behandelten Anorexia und Bulimia nervosa-Patientinnen–eine prospektive Studie (Doctoral dissertation, Universität Duisburg-Essen, Medizinische Fakultät» Universitätsklinikum Essen» LVR-Klinikum Essen» Klinik für Psychosomatische Medizin und Psychotherapie). Zugriff am 17.04.2016 Verfügbar unter http://duepublico.uni-duisburg-essen.de/servlets/DerivateServlet/Derivate-23367/Diss_Mewes.pdf

Philipps, U. (2004). Evaluation gesundheitsfördernder Maßnahmen bezüglich des Ernährungsverhaltens von Grundschulkindern. Julius Klinkhardt.

Prochaska, J. O., DiClemente, C. C., & Norcross, J. C. (1992). In search of how people change: applications to addictive behaviors. American psychologist, 47(9), Zugriff am 19.04.2016   Verfügbar   unter http://citeseerx.ist.psu.edu/viewdoc/download?doi=10.1.1.320.9241&rep=rep1&type=pdf

Renneberg, B., & Hammelstein, P. (Eds.). (2006). Gesundheitspsychologie. Springer-Verlag.

Schwarzer, R. (2004). Psychologie des Gesundheitsverhaltens: Einführung in die Gesundheitspsychologie. Hogrefe Verlag. (S. 12-20) Zugriff am 17.04.2016 Verfügbar unter https://books.google.de/books?hl=de&lr=&id=ubR_l2lfsZsC&oi=fnd&pg=PP6&dq=Schwarzer,+R.+%282004%29.+Psychologie+des+Gesundheitsverhaltens:+Einf%C3%BChrung+in+die+Gesundheitspsychologie.+Hogrefe+Verlag.+%28S.+12-20%29&ots=Do8ItgJcJS&sig=EMHNclDWANSYCdCk-2vrD9_CF3k#v=onepage&q&f=false

Techniker Krankenkasse (2013): Iss was, Deutschland? - TK-Studie zum Ernährungsverhalten der Menschen in Deutschland. Hamburg: Techniker Krankenkasse Pressestelle.   Zugriff   am   17.04.2016   Verfügbar   unter https://www.tk.de/centaurus/servlet/contentblob/498464/Datei/77326/TK_Studienband_zur_Ernaehrungsumfrage.pdf

5 Abbildungs- und Tabellenverzeichnis

5.1 Abbildungsverzeichnis

Abb. 1: Fragebogen Auswertung "spezifischen Selbstwirksamkeit zur gesunden Ernährung (eigene Darstellung)

5.2 Tabellenverzeichnis

Tab. 1: Pieter, 2015, Studienbrief Psychologie des Gesundheitsverhaltens, Deutsche Hochschule für Prävention und Gesundheit, Saarbrücken, S. 145

Tab. 2: Deutsche Hochschule für Prävention und Gesundheitsmanagement (2016)..Einsendeaufgabe Psychologie des Gesundheitsverhaltens, Revision 14.

Tab. 3: Kosten-Nutzen-Analyse für eine Verhaltensveränderung (eigene Darstellung).

BEI GRIN MACHT SICH IHR
WISSEN BEZAHLT

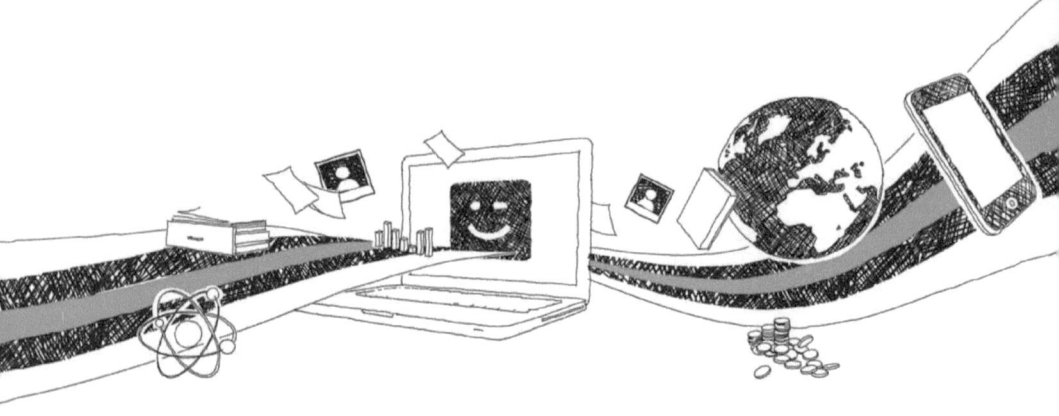

- Wir veröffentlichen Ihre Hausarbeit,
  Bachelor- und Masterarbeit

- Ihr eigenes eBook und Buch -
  weltweit in allen wichtigen Shops

- Verdienen Sie an jedem Verkauf

Jetzt bei www.GRIN.com hochladen
und kostenlos publizieren

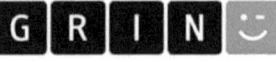